PROJET

AMÉLIORATION DANS L'HYGIÈNE PUBLIQUE

A OBTENIR

PAR LE DÉVELOPPEMENT POPULAIRE

DE L'USAGE DES BAINS

SOUS LA FORME

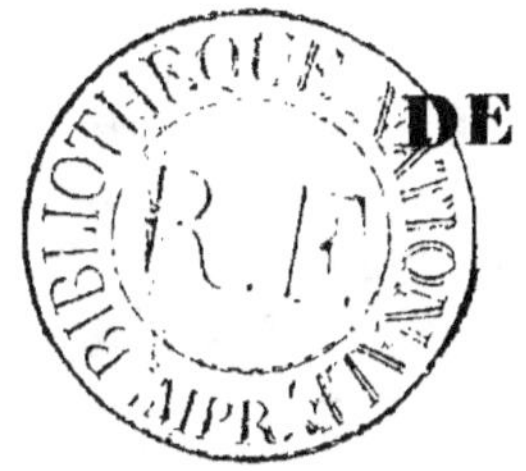

DE L'ABLUTION.

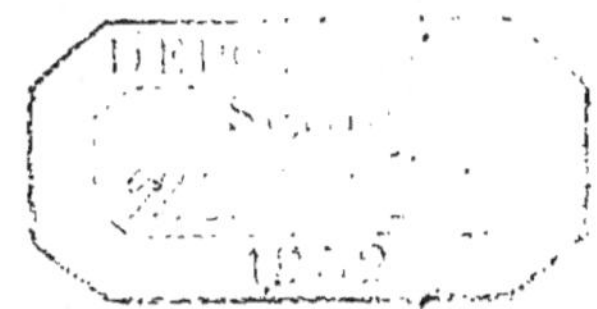

*Effundam super vos aquam mundam et munda-
bimini ab omnibus inquinamentis vestris.*

Nous voulons présenter le simple exposé d'une pensée éminemment pratique, destinée à procurer à toutes les classes du public, mais surtout aux classes pauvres et laborieuses, le bienfait d'une habitude salutaire, hygiénique et morale. En abordant ce sujet, nous avouons franchement toute la confiance que nous inspire l'idée à proposer, et nous ne pouvons dissimuler notre étonnement d'avoir à la produire comme une nouveauté.

Il s'agit de populariser le bain, la lotion du corps, principe de santé, de bien-être, d'honnêteté, de dignité personnelle, de décence et d'ordre.

Ces grandes influences ne sont point contestées, il est à peine besoin de les rappeler. Des fonds ont été alloués sur le trésor public pour encourager l'institution de cette pratique[1] ; mais cet argent une fois départi pour multiplier les établissements actuels dans nos villes principales, offre peu de chances de modifier sensiblement l'indifférence des classes laborieuses pour l'usage des bains. Les choses restant à cet égard dans le même système, il n'y a de profit à attendre que pour les *lavoirs* publics, institution excellente sans doute, dont nous n'avons point à nous occuper ici, et dont le bienfait est du reste beaucoup moindre que ne serait celui du *bain* rendu accessible à tous et concilié avec la plus grande économie de temps et de dépense.

Or, quel est le procédé capable de satisfaire à la question ainsi posée, qui contient le vœu du gouvernement et celui de toute philanthropie éclairée ? un procédé aussi vieux que le monde, consacré par d'antiques législations religieuses, et suggéré par l'instinct le plus vulgaire : *l'ablution*. Au lieu de plonger le corps dans un bassin de cuivre, appareil coûteux, embarrassant, difficile à entretenir ; au lieu d'un séjour inerte dans une eau dont la température est réglée au hasard ; au lieu de toutes ces difficultés pratiques qui font que la prudence et l'économie semblent conspirer avec la négligence de soi-même pour éviter le bain pendant des mois et des années, faites que chaque homme puisse recevoir et répandre sur toute sa personne une eau convenablement tiède, projetée

[1] Loi du 3 février 1851 sur les bains et lavoirs publics, 600 000 fr.

dans un temps déterminé, très-court comparativement aux bains ordinaires, provoquant l'activité salutaire des bras et des mains sur le corps assis ou debout; faites en sorte, ce qui est facile, que ce rafraîchissement et cette purification soient offertes au moindre artisan dans des réduits toujours propres et bien tenus, pour quelques sous, sans retarder presque son chemin à l'aller ou au retour de son ouvrage, et le problème d'un grand progrès philanthropique sera résolu.

Des essais de bains publics ont été tentés dernièrement à Londres. Mais, tout en produisant quelque bien, ils n'ont pas complétement réussi; et, par l'importance des services rendus, comme par le nombre des individus qui en profitent, le succès ne répond pas à la dépense considérable où l'on s'est engagé.

Nous croyons pouvoir en attribuer la cause au moyen même que l'on veut employer, et nous allons en dire ici les inconvénients. On n'aura pas du moins à nous reprocher ensuite d'avoir combattu et discrédité le système des bains publics, sans en avoir un autre plus simple et plus pratique à proposer à la place.

L'usage des bains ne convient pas à tous les tempéraments et demande beaucoup de prudence et de précautions. Quelle que soit la chaleur de l'eau, on doit se bien garder d'y plonger le corps pendant le travail de la digestion; et, à la sortie du bain, il faudrait pouvoir prendre quelque repos, se couvrir davantage et ne s'exposer que graduellement à l'air extérieur pour éviter la contraction subite des pores épanouis. Mais, au contraire, on est obligé de sortir aussitôt qu'on a repris ses vêtements, de se remettre en marche et de courir à ses affaires : ou l'on sue, ou l'on se refroidit, et l'un et l'autre accidents sont également nuisibles à la santé.

Ces notions bien simples, connues de tout le monde, portent la plupart des gens à se méfier des bains. A part les plus beaux jours de l'été, où les bains froids de rivière offrent un rafraîchissement agréable et instinctivement recherché, dès que la chaleur a cessé d'être accablante, l'homme du peuple n'éprouve plus le besoin de se baigner ; il suffit que l'immersion du corps puisse avoir quelque inconvénient, et demande une attention particulière, pour qu'il se garde d'encourir volontairement une chance de maladie.

Encore faut-il, pour prendre un bain, trouver le moment convenable ! Mais, s'il est expressément recommandé de s'en abstenir pendant que se fait la digestion du déjeuner et du dîner, voilà déjà bientôt six heures à exclure; et l'on n'est pas toujours libre de choisir à sa volonté dans le reste du jour. Si bien, que, même pour les personnes riches et curieuses de propreté, un bain est souvent une affaire, qu'on ajourne malgré soi, faute de rencontrer l'heure propice.

A côté de la dépense de temps, il y a celle de l'argent qui retient encore le plus grand nombre; mais quand bien même on construirait à grands frais des bains publics avec les fonds de l'État et des communes, le sacrifice du temps à perdre restant le même, la facilité des prix plus réduits suffirait-elle dans nos climats humides et froids à surmonter les répugnances et la crainte justement fondée de compromettre la santé? Et combien d'établissements ne faudrait-il pas créer, à Paris par exemple, en raison de sa population, pour atteindre le but qu'on se propose ? A Rome, dans le siècle d'Auguste, le neveu de l'empereur, Agrippa, fonda à lui seul cent soixante et dix établissements de bains dont la grandeur et la magnificence furent bientôt dépassées par les thermes qu'on éleva depuis et qui prirent la proportion d'immenses monuments. On payait à la porte la modique rétribution d'une petite monnaie d'airain de la valeur de quinze à vingt centimes (un *quadrans*), et tous, riches et pauvres, grands et petits, allaient aux bains publics. Tous, moins les esclaves qui n'étaient point admis ! Les esclaves alors étaient plus nombreux que les maîtres; mais avant l'ère chrétienne ils ne comptaient pour rien, et composaient pour la plupart la classe des artisans. Le peuple aujourd'hui c'est tout le monde sans exception, et pour que tout le monde pût jouir également des avantages que Rome offrait à ses citoyens, un nombre plus que double de bains publics serait à peine suffisant à Paris.

Il ne faut donc pas songer à des établissements impossibles pour de si grandes masses : le budget de l'État et celui de la ville n'y suffiraient pas, et des essais impuissants ne feraient que décourager tous les efforts, et rejeter l'avénement du règne de la propreté parmi les rêves d'une philanthropie égarée, et les utopies dédaignées en pratique.

Reconnaissons bien d'ailleurs que nos habitudes et nos climats s'accommoderaient mal du rétablissement des thermes anciens. Le bain entier, c'est-à-dire l'immersion du corps dans une baignoire, pendant près d'une heure, conserve toujours chez nous une propriété médicale et curative. On pourra, pour déguiser ce caractère, le qualifier, si l'on veut, *bain de propreté ;* mais la seule propreté n'a que faire des précautions minutieuses auxquelles les bains nous assujettissent : son régime habituel, ce sont les lotions fréquentes et rapides. Des bains, trop souvent répétés, affaiblissent et prédisposent aux rhumes. Au contraire de simples lotions, pratiquées pour nettoyer la peau de toutes les impuretés dont elle peut être souillée, rempliront parfaitement leur objet. De plus, elles fortifient, elles reposent, elles rafraîchissent le corps, et, tout le bien-être qu'on ressent après un bain ordinaire dans les conditions les plus favorables, on l'éprouve également sans en avoir à craindre ni les inconvénients, ni les dangers. A toute heure de la journée, soit en vous levant, soit avant de vous mettre au lit, après comme avant vos repas, et que la digestion soit ou non achevée, brisé de fatigue, couvert de sueur ou saisi par le froid, en tout état de santé comme en toute saison, si vous avez un quart d'heure à vous, vous pouvez prendre cet exercice salutaire. Car après tout, l'ablution étendue à toute la surface du corps et convenablement réduite pour la durée, n'est autre que l'opération à laquelle on se livre à chaque instant pour laver le visage et les mains. Si enfin la médecine en recommande le plus fréquent usage, ce n'est pas comme remède, mais comme un soin nécessaire à l'entretien de la santé, et l'un des plus sûrs moyens de prévenir le développement ou la propagation des maladies.

En prenant un bain tous les mois, ou même tous les quinze jours, et chaque semaine ce qu'on appelle un bain de pieds, combien de personnes croient avoir tout fait pour la propreté, qu'une simple ablution quotidienne de quelques minutes entretiendrait infiniment plus propres à moins de frais et de risques !

Ayons donc, en temps utile, des bains pour l'hygiène : à la propreté générale des individus, on ne doit que de fréquentes ablutions.

Toute la question se réduirait alors à chercher les moyens les plus simples d'inaugurer ce principe par une heureuse application, en mettant les ablutions du corps à la portée de tous. Que si l'on peut en rendre l'usage presque gratuit et en même temps aussi agréable que facile et prompt, afin que l'habitude une fois contractée se conserve, on aura résolu complétement le problème, et réalisé pour le plus grand nombre des hommes le progrès où l'on aspire par le culte de la propreté.

L'expédient est facile et naturellement indiqué de lui-même : ce sera d'établir en tous lieux non pas des *Bains,* mais des Ablutoirs publics.

Que l'Académie nous pardonne de créer un nom nouveau pour une utile innovation ! Mais le mot unique de *lavoir,* que fournit la langue, a déjà son emploi pour les objets matériels de linge et d'habillement. Convenait-il de confondre sous le même titre les ablutions du corps que commandent le respect de soi-même et le sentiment de la dignité de l'homme ? Et puisque l'ablution n'a rien de

commun avec le bain, il fallait bien écarter aussi
l'idée du *bain*, et, avec le nom, repousser du même
coup les préventions et les difficultés qui s'y rat-
tachent.

En deux mots, voici tout le système de notre
ablutoir : dans des salles chauffées en hiver et
convenablement aérées en toute saison, un cabinet
à chacun pour déposer et reprendre ses vêtements ;
à côté un autre cabinet spécialement disposé pour
l'ablution elle-même. — L'ablution consiste à recevoir seul, pendant quelques minutes, sur le corps,
à la hauteur de l'épaule, l'écoulement d'un robinet
d'eau tiède à une température appropriée à la saison ; et à occuper ces quelques minutes par la
friction continue et souverainement salutaire de
tous les membres avec les mains. Puis, enfin, avec
un peignoir sec et chaud, à essuyer parfaitement
toutes les parties du corps. Un quart d'heure peut
suffire à toute l'opération, et cette première économie sur le temps (comparativement avec un
bain) enlève tout prétexte à la négligence de soins
si précieux.

Reste à fixer le prix de l'ablution. Or, ici nous
n'oublierons pas que le principal but de l'institution est d'attirer les masses en mettant l'ablutoir
au service de toutes les conditions ; et la nécessité
seule de *balancer la dépense par une recette égale*
doit marquer la limite où pourra descendre le tarif.
Si le moyen que nous introduisons est essentielle-
ment pratique et destiné à recevoir un jour une
application universelle, nous devrons, pour l'avenir, compter aussi sur les masses, et attendre avec
confiance du concours de l'opinion les ressources

qui couvriront peu à peu les frais de l'établissement. La rétribution sera donc, au début, celle du peuple romain (le quadrans), 15 centimes; et les établissements de bienfaisance comme toutes les personnes charitables auront le moyen d'ouvrir l'ablutoir au plus pauvre par des abonnements très-réduits (4 cachets pour 50 centimes, en attendant mieux encore).

D'après les plans que nous avons conçus et arrêtés, il entre dans nos projets, et nous considérons comme une des conditions d'influence morale les plus essentielles au succès, de ne rien épargner pour faire dominer partout dans l'ablutoir le luxe utile du bon goût et du confortable. L'entretien rigoureux de la propreté la plus parfaite exigera en outre un personnel plus nombreux que pour des bains; mais aussi, à ne tenir compte que des services rendus, nous devons attendre des résultats bien autrement importants! Là en effet, une baignoire, si vous comptez le temps de la nettoyer, de l'emplir et de la vider, pourra fournir tout au plus un bain par heure, et par jour un maximum rarement obtenu de douze à quinze bains. Ici, le robinet d'un ablutoir, par une ouverture d'un centimètre carré, débite dans l'espace de cinq minutes la valeur de six grands seaux d'eau, trois voies! En voilà bien assez et de reste pour se laver complétement en passant et repassant la main, ou les deux mains à la fois, et à plusieurs reprises, de la tête aux pieds sur toutes les parties du corps. Jugez combien de personnes alors pourraient se succéder et prendre part à cet exercice pendant le cours de la journée!

Nous avons voulu nous inspirer de la pensée du gouvernement, et répondre au généreux dessein d'instituer un bienfait pour le peuple, et une notable amélioration dans l'éducation des masses, en relevant la dignité du pauvre par les habitudes et le goût de l'ordre et de la propreté. La propreté la plus recherchée sera donc la première loi de l'ablutoir. Portée même, s'il se peut, jusqu'à la coquetterie, elle y devra briller sans cesse en exemple à tous les yeux. Partout et toujours une surveillance spéciale sera exclusivement occupée à nettoyer, laver, effacer les moindres traces des derniers venus ; à rendre au survenant des soins et des attentions qui lui plaisent et qui l'attirent ; à écarter enfin tout ce qui pourrait inspirer le dégoût et répugner à la vue, ou blesser seulement l'odorat.

En retour, on doit attendre du public et lui demander, qu'en entrant dans l'ablutoir, il accepte les conditions de l'ordre et la discipline de la propreté. Nous serons les premiers à provoquer, à solliciter du pouvoir administratif les conditions les plus rigoureuses sur tout ce qui touche à la décence, à l'ordre, aux bonnes mœurs ; et de son côté, le public se soumettra sans peine, nous devons l'espérer, aux exigences de la régularité du service pour le bien-être commun.

Puissions-nous voir dans un avenir peu éloigné le système des ablutoirs presque gratuits se répandre dans tous les grands centres de populations ouvrières, dans les écoles, les prisons, les casernes, les hospices et jusque dans les moindres communes, partout où se rencontrent l'eau et la chaleur perdue d'un four ou d'une chaudière à vapeur !

Puisse enfin, fidèle au symbole religieux de son origine, l'ablution du corps laver aussi peu à peu les souillures de l'ivresse et de la débauche, de l'intempérance et du désordre !

En soutenant et dirigeant nos premiers essais, la ville de Paris aura pour elle encore cette fois, sur l'une des plus hautes questions de police hygiénique et morale, l'honorable initiative d'un établissement pratique, qu'avec son organisation, ses règlements, son matériel, son heureuse influence, elle pourra présenter comme un modèle à tous les amis de l'humanité, soit dans le reste de la France, soit dans les pays étrangers.

Janvier 1852.

Aug. VIGUIER,
Conseiller référendaire à la Cour des comptes,
Ancien Maire-adjoint au 4ᵉ arrondissement de Paris.

Si nous n'avons pas voulu traiter ici la question des *lavoirs publics* destinés à faciliter le nettoiement du linge de corps et des effets d'habillement et de ménage, ce n'est pas pour en méconnaître l'importance. Il reste beaucoup à faire sur ce point, et l'Angleterre peut nous offrir à son tour des établissements modèles spéciaux qui devront être imités, modifiés, perfectionnés peu à peu. Mais nous pensons qu'il ne conviendrait nullement, comme on l'a fait jusqu'ici partout en Angleterre, de réunir ces lavoirs dans une même enceinte et sous un service commun avec les lieux réservés à la propreté corporelle. Nous voudrions au contraire éviter entre eux toute espèce de contact et de voisinage. Les émanations fétides des savons et des eaux de Javelle, et le spectacle du linge salé ne sont pas pour engager à s'en approcher; et nous aurons assez à faire sans cela pour donner à nos ablutoirs un aspect toujours agréable, et y entretenir un air constamment sain et pur.

ANNEXES.

RÈGLEMENT.

Art. 1er. Le degré de la chaleur de l'eau distribuée pour les ablutions sera réglé chaque jour, conformément aux variations de la température extérieure et dans les conditions les plus favorables, d'après les instructions et prescriptions des médecins.

Art. 2. Le temps nécessaire pour prendre l'ablution est fixé à *cinq* minutes, reconnues plus que suffisantes pour se laver complétement toutes les parties du corps.... On mettra, du reste, plus ou moins de temps, chacun selon la mesure de son activité, dix ou quinze minutes, à quitter ses vêtements et se rhabiller.

Cette limite est ainsi tracée dans l'intérêt seul du public. On comprendra facilement que, dans les moments où il pourrait y avoir affluence, chacun désirant ne pas être obligé d'attendre son tour, doit aussi vouloir ne pas faire attendre les autres; et il est aisé de se convaincre que, sans même agir précipitamment, en s'en occupant avec suite, on peut très-bien se déshabiller en cinq à six minutes et se vêtir dans le même espace de temps.

Les personnes faibles et délicates pourront d'ailleurs trouver plus de facilités en choisissant les heures de la journée où l'ablutoir serait le moins fréquenté.

Art. 3. En entrant dans la salle, chaque personne sera introduite seule dans un cabinet; elle prendra un numéro d'ordre et sera priée de se déshabiller sans retard, attendu que si l'ablutoir est occupé dans le moment, son numéro ne pourra manquer d'être appelé cinq minutes après. Et par ce moyen nul ne sera obligé d'attendre.

Art. 4. Le garçon de service remettra en entrant à chaque personne un peignoir dont elle devra, pour la décence, se couvrir pendant les quelques pas qu'il y aura à faire de son cabinet à l'ablutoir et qui lui servira pour rentrer dans le cabinet et s'essuyer.

Art. 5. Les garçons de service doivent leurs bons offices à tout le monde. Il est recommandé au public de ne leur donner aucune espèce de rétribution ni pourboire.

Art. 6. Les personnes qui auraient à se plaindre d'une impolitesse, ou qui auraient remarqué quelque négligence dans le service pour ce qui concerne la propreté, sont instamment priées, dans l'intérêt commun, d'en faire part, en sortant, au bureau de l'administration, qui s'empressera de réformer immédiatement les moindres abus.

Nous demandons en grâce au public, pour la plus grande satisfaction de tous et de chacun en particulier, de vouloir bien se prêter à tout ce qui peut faciliter la *propreté* dans le sanctuaire qui lui est consacré : comme de s'essuyer les pieds en entrant après les grattoirs et les paillassons, et surtout de ne pas cracher ailleurs que dans les crachoirs disposés à cet effet dans les salles.

Pour faire connaître et apprécier, à son début, le système des ablutoirs, on devra, pendant les premiers mois, en offrir l'essai *gratuit* à toutes les classes de la société.

En s'adressant au ministre de la guerre, il voudra bien engager un jour MM. les officiers de la garnison à visiter l'établissement, et à en faire leurs rapports ; un autre jour ce seront les sous-officiers, et enfin quelques compagnies.

De même pour les autres administrations publiques. L'hôtel de ville, le conseil municipal, les mairies, les tribunaux, les écoles, les facultés viendront tour à tour à l'essai des ablutions.

On distribuera des invitations dans les principaux magasins de nouveautés et du commerce, dans les ateliers les plus nombreux d'ouvriers.

Tous les journaux seront appelés à juger les résultats, et rendront compte de leurs impressions, sans aucun esprit de parti ; car la politique est, grâce à Dieu, en dehors de cette institution, et personne n'y cherchera autre chose qu'un progrès réel pour le bien-être général, et particulièrement pour les classes pauvres et laborieuses.

Enfin, MM. les membres du conseil d'État et du corps législatif voudront bien sans doute nous faire l'honneur d'accepter l'offre de nos ablutions, afin d'en éprouver le bienfait par eux-mêmes. Ils ne refuseront pas de donner cet encouragement à une entreprise philanthropique qui semble promettre d'effacer partout les signes les plus hideux de la misère, la négligence de soi-même et les souillures de la malpropreté.

Après les épreuves gratuites, les prix des ablutions seront, dès le premier jour et pour commencer, établis comme suit :

Une ablution avec peignoir .... 15 centimes.

Par abonnement.

4 ablutions avec peignoir............ 50   »

La plupart des individus prendront pour 50 centimes des abonnements qui réduisent le prix de chaque ablution à 12 centimes ½, et dans cette combinaison, il y aura un avantage pour le progrès de la propreté : c'est qu'ayant dans sa poche quatre cachets une fois payés, on sera tenté de les employer sans mettre de trop longs intervalles entre chaque ablution. En en faisant usage, on y prendra goût et on recommencera.

Les indigents qui ne pourraient pas faire l'avance de 50 centimes s'adresseront à leur mairie, aux bureaux de bienfaisance, aux médecins de quartier, aux commissaires de police chargés de distribuer les secours ou abonnements que prendront les administrations. Ils recevront enfin des cachets de la main des personnes riches et charitables qui donneront autour d'elles des bons d'ablutions comme elles donnent des bons de soupe de la Société philanthropique.

Les chefs de maison, administrateurs, entrepreneurs, manufacturiers, chefs de service et d'ateliers, tous les hommes éclairés s'empresseront de nous prêter assistance et de concourir à l'œuvre que nous entreprenons, soit en donnant eux-mêmes l'exemple, soit en usant de leur influence sur ceux qui les entourent, employés, commis, ouvriers, apprentis ou gens à gages pour les déterminer peu à peu à contracter l'habitude et le goût des ablutions.

Nous désirons vivement pouvoir élever à Paris, dans un quartier central et sur un emplacement bien choisi, une maison d'ablutions publiques, construite exprès, d'après les plans que nous avons dressés. Il nous semble qu'un modèle de ce genre serait utile à produire, parce que nous voudrions y réunir tous les perfectionnements que la réflexion nous a suggérés et que l'expérience aurait confirmés peu à peu. On y emploierait le luxe et la dignité que comporte un édifice public à l'usage de toutes les classes de la société, dans une grande ville, où les frais de premier établissement, pourvu qu'ils soient bien entendus, se réduisent à rien et disparaissent dans leur répartition entre la multitude des individus qui profitent de leurs avantages. Nous avons la confiance que de pareils ablutoirs seraient bientôt établis dans les grands centres de populations, comme il est arrivé sous nos yeux, pour l'usage des voitures *omnibus*, inventées par Pascal, renouvelées de nos jours à Paris, et installées à cette heure dans toutes les villes principales du monde.

Mais le bienfait des ablutions devra s'étendre davantage, et notre système ne saurait réaliser ses promesses et devenir véritablement populaire, s'il ne pouvait s'implanter qu'à grands frais au milieu des cités les plus riches et les plus peuplées. A côté d'un établissement modèle pour la ville, nous tenons à tracer les plans et le devis d'un simple ablutoir de village, destiné aux plus petites communes. On n'a jamais su jusqu'ici, dans les campagnes, ce que c'était qu'un bain, une lotion générale du corps. Avec une première mise de cent écus, on distribuera une chambre en trois ou quatre cabinets, et, dans un coin, un ou deux ablutoirs ouverts à jours et heures fixes, tantôt aux hommes, tantôt aux femmes et surtout aux enfants; car cette chambre devient une annexe de l'école, placée sous la surveillance du maître ou de sa femme.... L'eau amenée là, dans un petit réservoir, y est chauffée ou simplement dégourdie par le poêle, ou par la cheminée de l'école.... Chacun apporte son linge pour s'essuyer, et la modique rétribution de dix ou même cinq centimes, suffit à payer l'entretien, le peu de chauffage extraordinaire, et, pour le maître d'école, un léger supplément de traitement et de combustible.

On pourrait, à la rigueur, ne pas ouvrir l'ablutoir pendant les plus fortes gelées; mais au surplus l'expérience fera bientôt reconnaître généralement que l'ablution, prise à l'eau presque froide, est plus tonique et plus fortifiante qu'à l'eau chaude, parce que sa courte durée et l'exercice que donne le mouvement continu de la friction du corps avec les mains ne laissent pas le temps de se refroidir; et, qu'en se rhabillant aussitôt, on éprouve une douce réaction de chaleur à la peau, qui suffit pour rétablir l'équilibre et garantir le corps des impressions pénibles de l'air extérieur pendant les plus grands froids.

Explication des planches.

A, façade. — B, plan du rez-de-chaussée. — *a*, entrée. — *b*, vestibule. — *c*, salles d'attente. — *d*, salles d'ablution. — *e*, ablutoirs, et tout autour cabinets pour vestiaires en nombre au moins triple de celui des ablutoirs, afin de ne faire attendre personne.

C, coupe de D en E. — F, intérieur d'ablutoirs. Les parois en sont richement décorées et revêtues de métal ou de marbres, de glaces, de porcelaine ou de lave émaillée.

DE L'IMPRIMERIE DE CRAPELET, RUE DE VAUGIRARD, 9

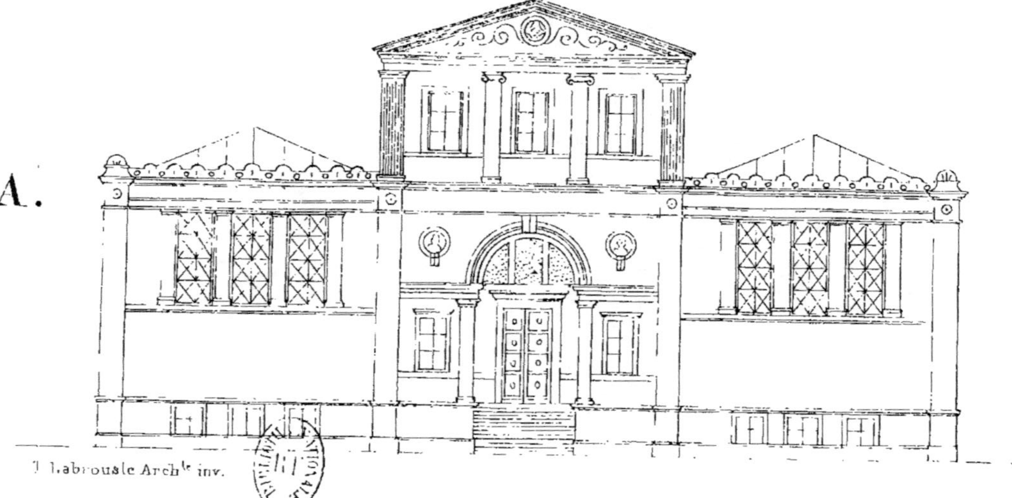

FAÇADE.

PLAN du REZ de CHAUSSÉE.
B.
E.

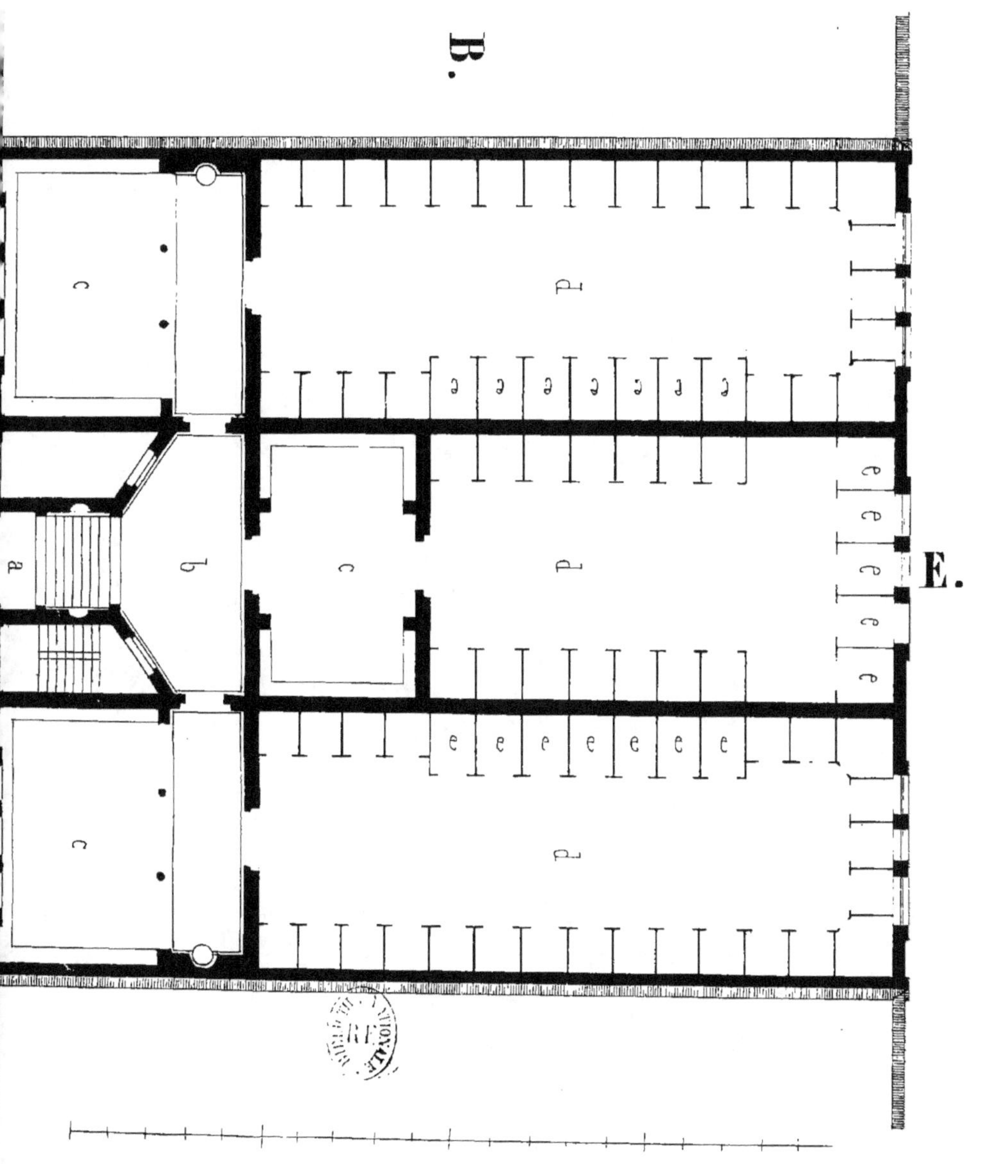

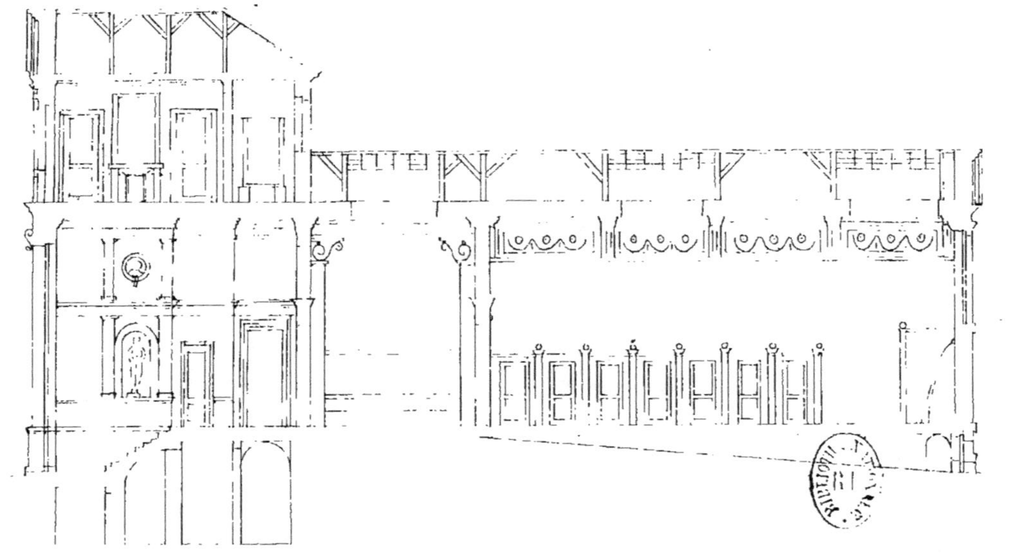

COUPE de D en E.

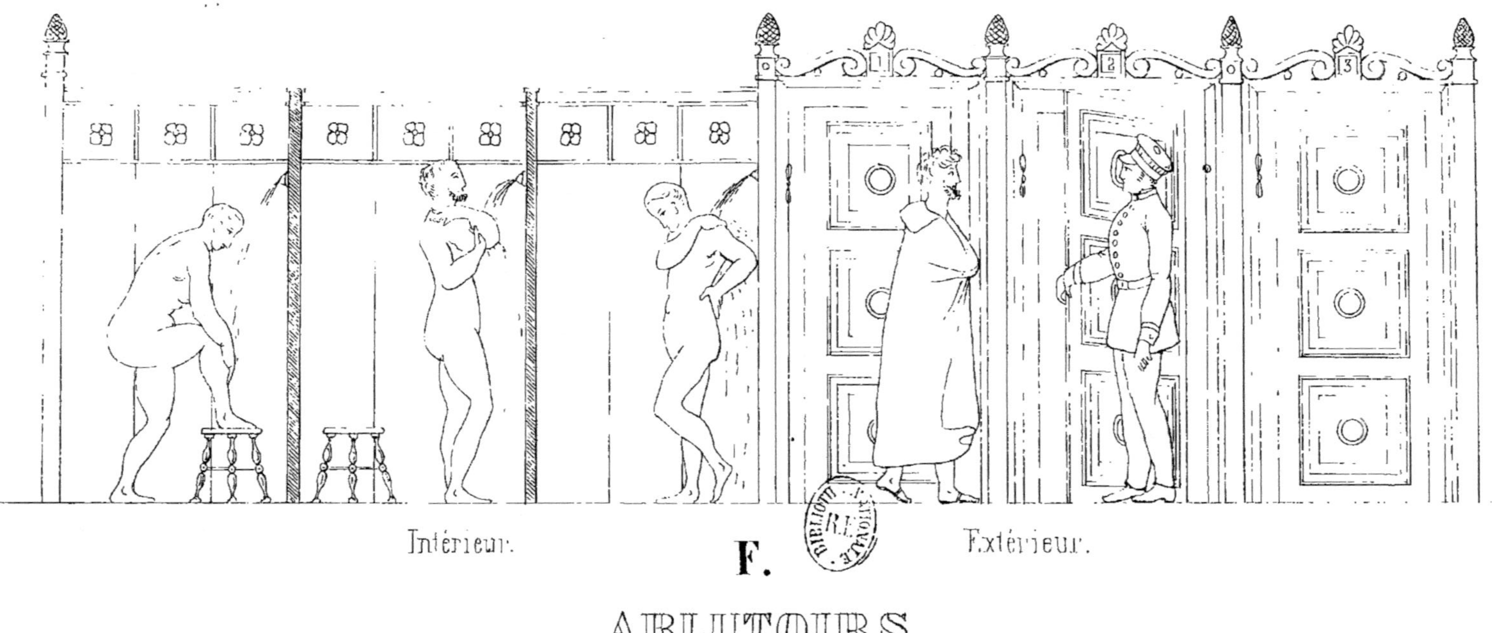

ABLUTOIRS.